AF475365

TRAITE' DES EMOLUMENS

TIRE' DE LA DISPOSITION DES Statuts de Savoye, & divers Arrêts rendus par le Senat, servans de Reglement.

Augmenté dans cette seconde Edition, de la Taxe des Emolumens des Notaires.

Par Spectable GASPARD BAILLY, Avocat au Souverain Senat de Savoye ; trés-utile & necessaire au public.

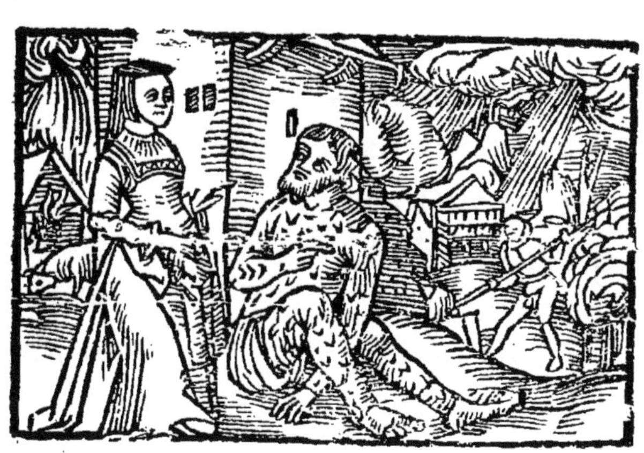

A ANNECY,
Chez HUMBERT FONTAINE, Imprimeur & Libraire.

M. DC. XCIX.

Avec Permission du Senat & deffense à tous autres.

Taux des Emolumens des Contracts suivant les Edits de son Altesse Royale, & Arrêts du Souverain Senat de Savoye.

POUR dix florins,	trois sols.
Pour vingt florins,	six sols.
Pour trente florins,	sept sols.
Pour quarante florins,	neuf sols.
Pour cinquante florins,	dix sols.
Pour soixante florins,	douze sols.
Pour septante florins,	qnatorze sols.
Pour huitante florins,	seize sols.
Pour nonante florins,	dix-huit sols.
Pour cent florins,	vingt sols.
Pour cent vingt-cinq florins,	vingt-deux sols.
Pour cent cinquante florins,	vingt-cinq sols.
Pour deux cens florins,	trente sols.
Pour trois cens florins,	quarante sols.
Pour quatre cens florins,	cinquante sols.
Pour cinq cens florins,	cinquante six sols.
Pour six cens florins,	septante deux sols.
Pour sept cens florins,	huitante-un sols.
Pour huit cens florins,	nonante sols.
Pour neuf cens florins,	nonante neuf sols.
Pour mille florins,	cent huit sols.
Et en aprés pour chacun autre cent outre mille, jusqu'à l'infini,	*six sols.*

TRAITE'
DES EMOLUMENS

CHAPITRE PREMIER.
Des Emolumens.

PAR le Statut il est dit au Chapitre 4. parlant des Emolumens, que les Emolumens seront payez des jugemens diffinitifs, quant aux actions réelles, à rate de la valeur & estimation des fonds adjugez : aux actions hypotecaires de la sõme dont l'hypoteque se trouve chargée; & aux actions personnelles de la somme ou valeur de la chose adjugée : & pour toutes Sentences & Jugemens diffinitifs, soit qu'ils portent condamnation, ou absolution avec adjudication de dépens, l'Obtenant payera l'Emolument entier, & le Condamné la moitié. N'y ayant aucune adjudication des dépens, la moitié tant seulement pour chacun.

Et comme pour les dépens, la prononciation se fait sons divers termes, sçavoir, par adjudicatiõ de tous les dépens, sans dépens, dépens compensez, sans dépens sauf l'Emolumẽt; sans dépens sauf ceux de, &c. Au commencement du jugement, il est dit en refondant les dépens, & à la fin il est porté, sans autres dépẽs. Tous lesquels termes composent l'Emolument differemment.

Par le moyen de ce Traité, on peut connoître combiẽ nos Princes Souverains ont eu en haine les personnes qui plaident sans raison, leur ayant imposé une nouvelle peine, outre celle de la condãnation des dépens, par forme d'une gabelle & sur-charge, afin de pouvoir détourner ses Sujets d'une ocupation si pernicieuse, qui s'amusent à plaider, au lieu de s'adonner à des exercices plus nobles & utiles, courans toute la journée aprés les Officiers de Justice, & perdent par ce moyen miserablement la vie, leurs biens dans le tracas & facherie des procés.

CHAPITRE II.

De la condamnation de tous les dépens.

SI dans la Sentence ou Arrêt il y a condamnation de tous les dépens, l'entier Emolument est dû par l'Obtenant, & la moitié par le Condamné; étant au chois du Greffier de prendre du Condamné tant la moitié part, que l'Emolument entier dû par l'Obtenant, en ajoûtant sur l'expédition de l'Arrêt de l'Obtenant, s'être reservé de prendre l'Emolument vers le Condamné, ainsi que par Arrêt du 21. Mars *1626.* par lequel il est dit, que si bien l'une des Parties soit condamnée aux dépens, ou à l'entier Emolument, cela ne leve le pouvoir aux Greffiers d'éxiger la part de l'Obtenant, qu'il soit comme obtenant, sanf à lui son recours pour son rébboursement contre le Condamné; ensuite de telle condamnation prendre le tout contre le Condamné, si bon leur semble, à forme des Arrêts cy-devant rendus par le Senat.

CHAPITRE III.

De la Condamnation sans dépens

QUe si dans les Arrêts ou Sentences, il y a sans dépens, il n'y a que trois quarts d'Emolument, dont la moitié se doit payer par l'Obtenant, & le quart par le Condamné, ainsi qu'il est decidé par le Chapitre 4. du Statut des Emolumens.

CHAPITRE IV.

Dépens compensez.

SI le jugement porte dépens compensez, il n'est dû que la moitié par l'Obtenant, & l'autre quart par le Condamné; ainsi que dit Monsieur le Senateur De-Ville, au Traitté qu'il a fait des Emolumens.

CHAPITRE V.

Sans dépens, sauf l'Emolument.

S'Il est dit dans la Sentance sans dépens sauf l'Emolument, auquel le Deffendeur est condamné, l'Emolument & demi est dû, comme s'il y avoit adjudication de tous les dépens; d'autant que si l'on ne devoit que les trois quarts, comme aux adjudications sans dépens, frustratoitemẽt telle clause seroit inserée, qui regarde tant seulement les Greffiers, & non pas les Parties & se paye comme à l'adjudicatiõ de tous les dépens, sçavoir l'entier par l'Obtenant, & la moitié par le Condamné, sauf à l'Obtenant son recours contre le Condamné, étant au chois du Greffier de prendre l'Emolument entier de l'Obtenant, nonobstant la condãnation, & la moitié du Comdamné; ou prendre le tout du Condamné, en adnottant sur l'expedition de l'Arrêt, comme le payement a été fait, & ainsi le Senat a jugé pour les Fréres Riondet, & Maître Jean Tibaud, le premier Mars 1596.

CHAPITRE VI.

Dés le plaid contesté jusqu'à l'offre, ou dés l'ouverture de l'Enquête.

SOuventesfois il est dit dans les Sentances & Arrêts, condamnez aux dépens dés le plaid contesté jusques à l'offre, l'Emolument est dû comme si tous les dépens avoient été adjugez; sçavoir, l'Emolument & demi payable comme il a été dit cy-devant, pour l'adjudication avec dépens, & avec le même chois du Greffier; & ainsi a été jugé par Arrêt du Senat de l'année 1586.

CHAPITRE VII.

Dépens de Forclusion.

QUe si l'adjudication n'est faite que de quelque dépens, pour le manquement de quelques formalitez comme forclusion, coûtumace, desaveu, & autres qui ne contiennent le fait au principal, & qu'à la fin du Jugement il soit dit, sans autres dépens, l'Emolument n'est dû que comme aux Jugemens sans dépens ; la moitié par l'Obtenant, & le quart par le Condamné. Et ainsi a été jugé par Arrêt au mois de Juin 1595. entre Demoiselle Drameley, & Maître Demos, Greffier.

CHAPITRE VIII.

Si on doit payer les Emolumens, & les liquider selon les especes, ou les reduire en florins, & en payer les Emolumens.

IL arrive souventefois que les sommes qu'on demãde, sont specifiées en pistoles, écus d'or, ducatons qui font naître un doute, sçavoir si la somme est en écus d'or, on doit payer l'Emolument en écu d'or, ou s'il faut liquider les écus en florins, & payer l'Emolument en florins: on dit qu'il faut reduire les especes en florins, & payer l'Emolument en florins, non pas en espece d'or ni d'argent. La raison en est, que la taxe qui est portée par le Statut, n'est faite qu'en sols & florins, comme aussi le taux qui est fait par le Senat: Car comme pourroit-on tirer de dix florins six sols, si les especes n'étoient reduites en florins ; & non sans raison, veu que si l'on prenoit l'Emolument des especes sans les reduire en florins, l'Emolument de cent ducatons seroit 4. ducacatons & demi, qui sont trente-un florins six sols, & les cent ducatons reduits en florins, font 700. florins, l'Emolument desquels n'arrive qu'à dix-neuf florins six sols, d'où se voit la difference du profit des Greffiers qui est le tiers de plus. Voyez le vieux Statut, cap. 4. qui brise le tout en sols, deniers & florins.

CHAPITRE IX.

Combien il y a de sortes d'Emolumens.

IL y a deux sortes d'Emolumens, l'un qui s'appelle ordinaire de quinze sols, l'autre extraordinaire, qui est payé à proportion de la chose demandée: l'Emolument ordinaire se paye des jugemens interlocutoires, & incidens, qui ne regardent le merite du principal: l'extraordinaire, des jugemens diffinitifs.

CHAPITRE X.

Quels Emolumens on doit des jugemens provisionnels.

QUant aux Jug mens provisionnels, il n'est dû que moitié Emolument, payable par celui à qui la provision a été adjugée, & le quart par celui au préjudice de qui elle est octroyée; & venant l'affaire être jugée diffinitivement, l'Emolument sera entré sur ce qui sera dû pour le jugement diffinitif, n'étant raisonnable qu'on paye deux Emolumens d'une même chose, ainsi qu'il a été jugé par le Senat le 4. Decembre 1606. par forme de Reglement general.

CHAPITRE XI.

Quel Emolument on doit en petition d'hoirie.

EN petition d'Hoirie l'Emolument est du à la valeur de l'hoirie, & ainsi a été jugé par le Senat au mois de Mars 1618. entre Maître Nicole & les Enfans du Sieur Senatenr Danieres, par forme de Reglement general.

CHAPITRE XII.

Quel Emolument on doit de la maintenuë en possession.

ON ne doit aucun Emolument de la maintenuë en possession, à sçavoir, s'il ne s'agit d'autre que de la maintenuë; mais si telle possessiõ a avec soi par un necessaire antecendẽt, quelque cause de proprieté, ou hypotéque; cõme il arrive lorsque le Creancier agit par maintenuë en possession, en vertu de la clause de constitut, & du remede de la loy finale, *C. de acquir. posses.* ou celui qui demande une hoirie, & veut être maintenu en la possession en vertu de l'Edit, le mort saisit le vif cõtre un tiers, qui veut abattre un testament, ou disputer la succession intestat; il faut payer l'Emolument tout de même que si on avoit agi au petitoire par action hipotecaire, ou petition d'hoirie : d'autant qu'en ce cas la possession sert d'adjudication à la proprieté. Ainsi le Senat à jugé pour Auguste Pays Greffier, contre Claude Poncet, le 5. May 1614. & auparavãt le 6. Avril 1606. & de même le 8. Juillet pour Maître Nicole, contre Noble Carron de Bugey, le 3. Mars 1620. entre la Dame de la Barre, & le Sieur de Rochefort.

CHAPITRE XIII.

Quel Emolument on doit du Jugement au possessoire d'un Benefice.

ON ne doit aucun Emolument d'un Arrêt ou Jugement par lequel a été maintenu & retenu en la possession d'un Benefice, ou Prebende; que si on est pas certain de la quantité de la Prebende, & que l'on aye adjugé de plus grands fruits au possessoire on devra l'Emolument, non seulement pour les années écoulées; mais aussi pour l'avenir à rate des fruits de dix années: & ainsi le Senat a jugé le 30. May 1597. pour R. Messire Emanuël Ponci, Prieur de Bellevaux, contre Mre Nicole, Greffier, par forme de Reglement general.

CHAPITRE XIV.

Quel Emolument doit l'assecuration des droits dotaux.

POur l'adjudication de l'assecuration des droits dotaux, on doit l'Emolument à rate des sommes demandées, tant principal que dommages, interests, ainsi qu'il a été jugé par Arrêt du 3. Mars 1620. entre la Dame de la Barre, & le Sieur de Rochefort, laquelle pendant la vie du Sieur de la Barre ayant demandé l'assecuration de ses droits dotaux, elle en fut deboutée.

CHAPITRE XV.

Quel Emolument on devra, la saisie ayant été levée, qui a été faite pour une moindre somme.

SI on demande la main-levée des fruits saisis, qui sont à plus haute valeur que la somme qui est duë, on ne payera pas seulemẽt à proportion des fruits qui ont été saisis, mais de la somme pour raison de laquelle la saisie a été faite; car lever la saisie, ce n'est autre chose que de condamner diffinitivement, ou provisionnellement celui qui l'avoit obtenu. Et ainsi le Senat à jugé le 27. Avril 1597. & le 19. Mars 1622. contre les Freres Violon.

CHAPITRE XVI.

De la clause, autre n'apparant.

ON doit l'Emolument du jugement rendu avec la clause d'autre n'aparent, & pour purger telle clause, il faut executer entierement l'Arrêt: la difficulté est, si en purgeant la clause on doit double Emolumēt, ou un seulement, n'étant nouvelle instance, mais continuation de la premiere, n'étant necessaire comme aux Requêtes Civiles, de recourir au Benefice du Prince, ny de fonder nouveau jugement; mais tant seulement avec le Procureur auparavant constitué, faire la production ou deduction nouvelle, par laquelle on pretend de purger la clause d'autre n'aparent; & par ce moyen les Jugemēs, tant premier que secōd, n'étans qu'un même Jugement, on ne devra qu'un seul Emolument. Tellement que si tels Jugemens, ou l'un d'iceux sont avec dépens, ou sans dépens, en faveur de l'une, ou de l'autre des Parties, le Greffier n'ayant retiré du premier Jugemēt qu'un quart d'Emolument; & pour le dernier lui est dû l'Emolument & demi; & partant on doit payer pour le second Jugement trois quarts, à sçavoir la moitié par l'Obtenant, & le quart par le condamné, les Parties ne pouvant pretendre aucune repetition des Emolumens l'une contre l'autre, le premier Jugement ayant dû être executé par un prealable, sans aucune repetition de dépens & Emolument qui se trouveront avoir été payez.

CHAPITRE XVII.

On doit autant d'Emolument qu'il y a d'Instances.

EN matiere d'Emolumens, il faut sçavoir pour Regle generale, qu'on doit autant d'Emolumens qu'il y a des Instāces separées, quoique ce soit pour même fait, & entre les mêmes Parties, ce qui se voit clairement aux causes d'appellations, pour le Jugement desquelles l'Emolument se paye autant de fois qu'il y a d'appellations, suivant la confirmation, ou infirmation, & à rate d'icelles.

CHAPITRE XVIII.

Les Tiers opposans doivent l'Emolument.

TOus tiers opposans sont obligez à l'Emolument à rate de la valeur des fonds sur lesquels a été executé côme Instances nouvelles,& ent'autres parties,à rate de la somme , ou valeur de la chose portée par le Contrat & acte , sur lequel l'oosition aura été formée. Que si le fonds vaut plus que la somme pour laquelle a été executé , l'Emolument n'est dû à rate de la valeur du fonds,mais seulement de la creance pour laquelle a été executé ; que si la creance est plus grande que la valeur du fonds sur lequel a été executé , l'Emolument est dû à rate de la valeur du fonds , non pas de la creance.

Et par autre Arrêt du 23. Fevrier 1650. le Senat a jugé les deux Chambres assemblées , n'être dû aucun Emolument , quand un Possesseur s'est rendu opposant pour les sommes pour lesquelles il s'étoit opposé ; mais égard aux sommes pour lesquelles l'éxecution faite de la part du demandeur , quoique le possesseur aye été deboutté de son opposition.

CHAPITRE XIX.

Autre cas où l'on doit payer double Emolument pour une même chose.

UN fils ayant été condamné nonobstant les défences proposées par son Curateur intervenant en execution du Juge, & s'opose comme n'ayant été condãné ni oüy, niant que celui qu'on avoit condãné fût son Curateur,& comme l'on produit la Sentence de Juge,par laquelle on fit voir qu'il étoit établi Curateur, il se rendit pour appellant , ayant obtenu des Lettres Ducaux pour être reçû appellant, & relevé des fins de non recevoir , qui lui obstoient pour n'avoir apellé,relevé ny intimé son appel dans le tems porté par le Stil; & comme il avoit èté condamné en qualité d'heritier pur & simple de son Pere , il obtint des Lettres Ducaux pour être heritier avec benefice d'Inventaire,& de la Loy, à cause de son bas âge, il fut deboutté tant de l'oposition par lui formée, comme aussi de l'interinement des Lettres Ducaux par lui obtenuës avec dépens; & cóme on l'apella pour le payement des Emolumens, il disoit n'en devoir point, d'autant qu'il les avoit déja payé du Jugemét en premier lieu rendu entre les mêmes Parties, sur lequel Jugement & en execution d'icelui, toute la procedure faite en aprés, avoir été établie; le Senat le condamna neanmoins au payement de l'Emolument entier, d'autant que c'étoit un procés nouveau, nouvelle instance, & sur des moyens nouveaux, qui non seulement avoient fourni de nouvelle matiere; mais avoient contraint de rendre un autre Jugement: si bien dans le dernier deboutement, il n'y avoit pas davantage qu'au premier; car on ne doit pas seulement l'Emolument à cause de l'adjudication, mais à raison de l'opposition formée en execution du jugé, d'autant qu'on ne peut pas nier que celui qui s'étant opposé, a été débouté de son oposition, n'aye été condamné comme tiers; car ayant déja été condamné, il ne pouvoit s'opposer, & ne sert de dire que le Senat l'ayant condamné pour une seconde fois, il l'aye tenu pour deja condamné, d'autaut qu'il ne le devoit être, ayant été reçû pour opposant tout de même qu'un tiers, voyant qu'il n'avoit aucun droit de s'opposer au premier Jugement: il étoit aussi raisonnable de le condamner à tout l'Emolument en peine & punition de la premiere conteste; car lors & quand quelqu'un a presenté une Requête Civile contre une erreur, ou proposition d'erreur, si le Condamné l'est derechef, on le condamnera au payement d'un second Emolument pour la même somme, parce que c'est une nouvelle instance, si bien la sóme est la même, & la même Partie qui s'est oposée comme tiers, pour n'avoir pas été condamné, c'est pourquoi le Senat n'avoit pas prononcé qu'il étoit deboutable de son oposition, comme

comme condãné, auquel cas on ne devoit aucun Emolument, mais comme tiers non recevable; & que sera-ce si celui qui a raporté gain de cause en premiere instance, a été condamné en seconde ; il n'y a point de doute que l'Emolument seroit dû, d'autant qu'il ne sembleroit pas qu'on eût fait en execution du Juge, ce qui le pourroit renverser : pourquoi doncques n'en sera-t'il pas de même en cas contraire, étant la même raison en ce qui touche l'Emolument , d'autant qu'il n'importe en rien quelle des Parties gagnera ou non; on voit que ceux qui étoient condamnez par le premier Arrêt, de dédommager & garentir le Condamné, qu'ils ne doivent porter la faute, en ce que par le moyen de la possession il avoit fait naître un second procez, chacun se devant imputer sa faute, non pas à autrui; mais cela se doit entendre, sinon par le moyen de la protestation du Condamné, on voit qu'il n'auroit pas demeuré tant de tems à poursuivre un mauvais procez, & attendre un second jugement, si la Partie fut dédommagée plûtôt, d'autant que le Demandeur commence dés lors à être en demeure, qui, afin d'obeïr plns tard au jugement, tient en procez le Condamné , & fait que n'ayant dequoi payer, il le tient en instance plûtôt que de prendre son bien, ou de le mettre en prison ; & ainsi le Senat à jugé pour Maître Augustin Paris , Greffier , contre les Freres d'Aquin, au mois de Fevrier 1613.

CHAPITRE XX.

La Requête Civile doit second Emolument.

LA Partie qui avoit été condãnée par le Senat, obtint des Lettres Ducaux , aux fins qu'il vit de nouveau le Procez, & prononça, comme s'il n'avoit rendu aucun Arrêt, le Senat aprés avoir revû le procez, confirma le premier Arrêt, & prononça qu'il falloit payer un second Emolument, tout de même que si on n'avoit rien jugé auparavant; car telle revision, ou proposition d'erreur, est ſemblable à l'appel ; & ne faut pas traiter plus doucement celui qui a debatu & impugné un Arrêt, que s'il ſe fût voulu porter pour appellant : & ainſi le Senat a jugé en la cauſe des Seigneurs de Briſſieu, au mois de Mars 1594. & de même en l'an 1608. pour les Greffiers, contre le ſieur de Leſcheraine.

CHAPITRE XXI.

Quand le jugement de reintegrande doit l'Emolument.

ON ne prend de jugement de reintegrande que 15. ſols, qui eſt l'Emolument ordinaire, n'étant dû l'Emolument extraordinaire que pour la reſtitution des fruits, à rate de leur valeur, & ſuivant la liquidation qu'en doit être faite ; que ſi en l'inſtance de reintegrande on conteſte au merite du petitoire, l'Emolument extraordinaire eſt dû à rate de la valeur du fonds, ou de la choſe demandée ; ainſi qu'il ſe peut colliger par l'Arrêt rendu par le Senat le 4. Décembre 1606. dans le Recuëil des Arrêts de Monſieur le Preſident Charpene, entre les Sieurs Villaret, & Maître Claude Tovex.

CHAPITRE XXII.

Si l'interinement, ou deboutement des Lettres de Reſpit ou Quinquenelles doit Emolument

IL n'eſt dû aucun Emolument extraordinaire pour l'interinement, ou deboutement des Lettres de Reſpit, ne s'agiſſant de la ſomme qui n'eſt conteſtée ; mais ſeulement du delay & terme de l'année : Quant aux Quinquenelles, les interêts devant être payez par avance, il faudra payer l'Emolument a rate & proportion d'iceux, & ainſi le Senat a jugé le 12. Avril 1610.

CHAPITRE XXIII.

Quel Emolument on doit de la ceſſion des biens.

LE Debiteur ayant été reçû à faire ceſſion vile & miſerable, on doit l'Emolument de la valeur des biens qui ont été cedez & abandonnez, non pas des ſommes qui ſont demandées par les Creanciers, afin que par ce moyen ils ne ſoyent ſurchargez, d'autant plus qu'ils recevroient moins de leurs creances; & par ce moyen ils ſouffriroient double perte, ſinon qu'on veüille dire que le Debiteur venant à meilleure fortune, les Creanciers pourroient retirer toute leur dette ; mais comme cela eſt incertain, il ne faut pas, ſous ce pretexte, travailler les Creanciers qui ſont en perte : & ainſi le Senat a jugé au mois de Septembre 1592. au procez de Claude Genevois.

CHAPITRE XXIV.

Du deboutement, ſauf mieux agir.

SI le Demandeur pour avoir mal conclû ou agi, eſt debouté, il eſt hors de difficulté que l'Emolument eſt dû à rate de la ſomme demandée; & venant à mieux agir, ou executer, il ſera dû un ſecond Emolument, quoique s'agiſſant d'une même choſe, & entre les mêmes Parties, comme d'une inſtance nouvelle : & ainſi le Senat a jugé entre les Freres Picolet, le 16. Fevrier 1621.

CHAPITRE XXV.

Demandes reconventionnelles doivent Emolument.

DIverſes demandes étant faites, & defences en la même inſtance, les Emolumens ſont dûs de toutes les demandes, ſuivant l'adjudication, ou deboutement, comme demandes differentes de la principale : & ainſi le Senat à jugé au mois de Juin 1611.

CHAPITRE XXVI.

De l'Emolument en concours de creance.

S'Il y a conflit de creances, comme une veuve poſſedât les fonds delaiſſez par ſon mary pour ſes droits dotaux, & un poſterieur creancier agi ſur iceux, offrant à la veuve tous ſes droits, en relâchant & faiſant les ceſſions telles que de droit; l'offre accepté par la veuve, il eſt rendu jugement conforme aux offres & acceptations l'Emolument eſt dû pour chacun, à prendre, ſçavoir, de la veuve l'Emolument entier de ſes droits, ou la moitié des ſommes du Creancier, ou du Creancier l'Emolument des ſommes, ou de la moitié des droits dotaux, au chois du Greffier : ainſi des autres créances ; que s'il n'y a aucun offre des Creances poſterieures, il n'eſt dû que moitié, Emolument de la ſomme pour laquelle a été executé ; & l'entier pour l Obtenant, à rate de la ſomme : & ainſi le Senat a jugé le penultiéme Mars 1614.

CHAPITRE XXVII.

Quel Emolument eſt dû d'ouverture de Fideicommis.

EN matiere d'ouverture de fideicómis,& ſimple declaration d'icelui,il n'eſt dû que l'Emolument ordinaire, qui eſt de 15. ſols;que ſi la Partie qui demande la declaratoire conclu par ſa demande,qu'en conſequence d'ouverture d'icelui il ſoit fait poſſeſſeur des biens fideicommiſſez,alors l'Emolument eſt dû à rate de la valeur des fonds & choſe adjugée, & étant l'execution faite ſur un fonds avant la declaration, & en inſtance d'opoſition,le poſſeſſeur & opoſant demande l'ouverture du fideicommis, & enſuite de ce, le Creancier eſt debouté de ſon execution, l'Emolument eſt dû par le Creancier,comme condamnê à rate de la moitié de ſa creance,& le fideicommiſſaire à rate de la valeur des fonds ſur leſquels on a executé, ou de la creance, au chois du Greffier ; & ainſi le Senat a jugé le 25. Fevrier 1650. par Arrêt general ſervant de Reglement.

CHAPITRE XXVIII.

Si l'Emolument eſt dû des detractions.

ES Arrêts & adjudications de fideicommis on a coûtume d'inſerer cette clauſe, *ſauf les detractions telles que de droit*, le jugement étant pourſuivi, l'Emolument eſt dû pour raiſon d'icelles,& à rate, comme pour les autres adjudications;& ſi le Creancier eſt debouté de ſon execution par le jugement portant l'ouverture de fideicommis, pourſuit l'adjudication de ſa creance , ne ſera payé que l'Emolument ordinaire de 15. ſols, l'Emolument ne devant être payé deux fois par les mêmes Parties.

Que si les detractions faites il reste pour le payement de la creance, ou partie d'icelle, l'Emolument sera payé à rate d'icelle, imputation faite de ce qui a été payé lors du premier jugement : ainsi le Senat a jugé le 30. May 1621.

CHAPITRE XXIX.

Si la dcélaration d'Echute doit Emolument, & quand.

DE même és déclarations d'Echute & commise n'est dû que l'Emolument ordinaire de 15. sols; mais si dans l'instance on demande ensuite de telle déclaration d'Echute & de commise, que le Seigneur soit mis en la possession des biens de son Taillable, on doit l'Emolumēt à rate de leur valeur, detraction neanmoins faite de ce que le Seigneur se trouvera obligé de payer au possesseur, avec lequel la commise aura été declarée, cōme obligé au payement de son Taillable, dote des filles, le possesseur étant tenu au payement de l'Emolument à rate de la somme.

Que si le Seigneur étant possesseur des biens de son Taillable, les Creanciers du Taillable executent sur le fonds que le Seigneur tient, les Emolumens sont dûs à rate des creances, tant par les Creanciers que Seigneur, comme nouvelles instances, quoi qu'auparavant ils ayent été payez par le Seigneur lors du premier jugement : & ainsi le Senat juge coûtumierement.

CHAPITRE XXX.

Quand les partages doivent l'Emolument.

DE même n'est dû que l'Emolument ordinaire de 15. sols pour l'Emolumēt, portant simple declaratiō d'être procedé à partage : & ainsi le Senat a jugé le 28. Juin 1676. contre Maître Converts, Greffier, qu'il a condamné de rendre 50. pistoles qu'il avoit retiré ensuite d'un Arrêt qui portoit, qu'on procederoit aux partages de l'hoirie.

Que si dans l'instance il y arrive quelque contestatiō, que quelques fonds doivēt entrer en partage, alors l'Emolumēt extraordinaire sera dû à rate de la valeur & estimation de la chose contestée: & ainsi le Senat à jugé en l'année 1665.

CHAP. XXXI.

CHAPITRE XXXI.

La rescision de Contract quand doit Emolument.

EN matiere de rescision de Contracts il y a deux termes differens, à sçavoir le rescindant & le rescisoire: le rescindant est l'action personnelle, le rescisoire est l'actiõ qui est intentée contre le possesseur, lesquelles deux actions se peuvent cumuler par nos coûtumes: Tellement que si le jugement prononce seulement sur le rescindant qui est l'action personnelle, l'Emolument ordinaire est dû tant seulement: que s'il prononce sur le rescisoire qui est l'action réelle, l'Emolument extraordinaire est dû à la valeur de la chose demandée; & comme maintenant on cumule l'action réelle avec la personnelle, qui est le rescindant avec le rescisoire, on doit l'Emolument extraordinaire, à rate de la demande; & s'agissant de lexion, l'Emolument n'est dû de la valeur soûtenuë; mais seulement à rate du parsus dont la lezion aura été soûtenuë.

CHAPITRE XXXII.

L'Emolument n'est dû s'il n'y a contestation.

ON ne doit l'Emolument extraordinaire des Arrêts rendus sur simples Requêtes, sans aucune contestation en plaid, comme si un Creancier se voulant liberer de l'argent qu il doit à un Mineur, presente Requête au Senat, aux fins que pour se relever d'interêts il lui soit loisible de déposer l'argent dû au Mineur, *in æde sacr*, à la forme du droit: ou si le Mineur est debiteur de quelqu'un, & que pour le payement de la dette il presente requête contre un sien debiteur, qui est prêt de payer le Mineur sans forme ny figure de procés, demandant tant seulement d'avoir jugement, afin que rien ne lui fût imputé, & ne soit contraint de payer deux fois la même somme au Mineur, comme étant duëment acquité.

Aussi le Senat, en semblable rencontre, a coûtume de prononcer sur Requête presentée par tel aux fins de, &c.

Veuque les Emolumens sont dûs à cause de la contestation qui se fait entre les Parties, voulant punir celui qui plaide temerairement, outre la condamnation des dépens; par une surcharge, il faut qu'il paye encor les Emolumens, & ainsi le Senat a jugé pour les Freres Bally, en l'an 1643.

De ce principe n'ait une dificulté, sçavoir si le Demãdeur ne conteste sur l'exception du Défendeur, l'Emolument est dû à rate de ce que le Défendeur a defandu; cõme si le Demãdeur execute pour cent écus, le Défendeur s'opose pour mille, sans que le Demãdeur conteste sinon pour cent écus.

La question est, si l'Emolument est dû, ou pour les cent écus demandez par le Demandeur, ou pour les mille pour lesquels le Défendeur est oposant; il faut conclure que si les Parties n'ont contesté sur l'exception du Défendeur pour raison de laquelle il s'est oposé, & sur le fait de l'anteriorité d'hypoteque, pour laquelle le Demandeur a obtenu & fait executé. En ce cas l'Emolument n'est dû que pour la somme pour laquelle il a été executé: parce que l'Emolument n'est dû sinon de ce qui a été adjugé, autrement il seroit nul, *lite non contestata, ut toto tit. ext. ut lite non contestata, non producat ad sententiam*; & ainsi a été jugé par le Senat.

Et de même, si on a fait demande & execution sur quelques fonds, & le Juge n'a adjugé qu'une partie, & pour l'autre rien n'a été prononcé, l'Emolument n'est dû de tout ce qui a été demandé; mais seulement la moitié par celui en faveur de qui l'adjudication a été faite, sans qu'on puisse pretendre aucun Emolument pour les parts dont rien n'a été prononcé, le possesseur ayant été tacitement maintenu en la possession, pour raison de laquelle n'est dû aucun Emolument, outre qu'on n'en peut pretendre aucun que de la chose jugée.

Que s'il y a pour partie adjudication, & pour l'autre deboutement, l'Emolument n'est dû que pour une partie, au chois du Greffier: & ainsi a été jugé par Arrêt, du mois de Fevrier 1599. pour la Dame Marquise de la Chambre.

CHAPITRE XXXIII.

Des Emolumens dûs, étant ordonné que les biens seront vendus pour payer les Creanciers.

SI ayant concours de creances, il est ordonné que les biens seront vendus, pour des deniers en provenans, les Creanciers être payez chacun à leur ordre ; l'Emolument est dû pour chacun d'eux à rate des sommes respectivement adjugées, quoique les fonds ne soient sufisant pour le payement de toutes les adjudications.

Il en est de même en instances de generale discussion, où l'Emolument est dû à rate des demandes, suivant les allocations, ou deboutemens, aprés toutesfois que chacune des adjudications a été acquitée : Ainsi a été jugé par le Senat, le 11. Septembre 1646. par forme de Reglement, ensuite de l'Arrêt ja cy-devant rendu le 9. Juin 1628. entre les Greffiers du Senat, & Noble Jean-Baptiste de Valence, Senateur au Senat.

CHAPITRE XXXIV.

Il n'est dû aucun Emolument des frais funeraires & confection d'inventaire solemnel.

IL a été decidé par Arrêt du 9. Avril 1591. ayant force de Reglement, au procés d'entre Bartholomé Fossa, en qualité de Tuteur d'Hypolite, fille & heritiére universelle par benefice d'inventaire & de la loy, de feu Jean Thomas Fossa, qu'il n'est dû aucun Emolument pour les frais funeraires, & dépens de l'inventaire solemnel; mais seulement 15. sols, qui est l'Emolument ordinaire.

CHAPITRE XXXV.

Les Greffiers peuvent contraindre chaque Creancier de retirer tout l Arrêt.

SI bien les Greffiers ne peuvent prendre les Emolumens par preference, sur les deniers qui doivent être raportez au Greffe au prejudice des Creanciers ; mais doivent être pris des Creanciers, toutesfois ils pourront les contraindre de retirer tout l'Arrêt de discussion, & payer le labeur & expedition : Ainſi a été jugé pour les Greffiers contre les Creanciers en la generale diſcuſſion du Sieur Senateur Berguere, par Arrêt ſervant de Reglement.

CHAPITRE XXXVI.

Des Emolumens de garandie, & contre garandie.

AU regard des garends l'Emolument entier eſt dû par l'originaire demandeur, & la moitié par le défendeur, que ſi le défendeur a un garend, eſt condamné à la garandie, le défendeur & le demandeur en garandie doivent outre la moitié, l'Emolument pour le principal, & l'entier pour la garandie, & le défendeur la moitié, & ainſi des autres contre-garands.

Que ſi avant l'inſtance principale vuidée, le demandeur en garandie fait condamner ſon garand à faire ceſſer la moleſtie, & en cas de ſucombance, relever, garantir & dédommager l'originaire demandeur, n'étant le jugement diffinitif que pour faire ceſſer la moleſtie, & au ſurplus interlocutoire, ſous la diction ; & en cas de ſuccombance, étant incertain ſi l'originaire demandeur obtiendra ; ou ſera debouté, auquel cas il ne ſe trouveroit en rien condamné envers l'originaire demandeur, & par conſequent juſqu'il y aye jugement avec l'originaire demandeur, l'Emolumēt de la garandie étant incertain, & partant il n'en peut être payé aucū : Et ainſi le Senat a jugé le 3. Jnin 1610.

CHAPITRE XXXVII.

Des Emolumens & Subaſtations & Interpoſitions de Decret.

IL n'eſt dû aucun Emolument des Subaſtations & interpoſition de Decret, ſoit qu'on ſe pourvoit pour les faire declarer nulles ou autrement ; veu que la conteſtation n'eſt que ſur la forme externe qui les peut rendre valables, ou non, & non pas ſur la choſe & ſomme pour raiſon de laquelle elles ont été faites : Et ainſi ſe juge coûtumieremēt.

CHAPITRE XXXVIII.

Si les Reparations doivent l'Emolument.

IL n'eſt dû auſſi aucun Emolument des reparations, ſinon qu'il y aye adjudication des a fruits, ou dommages, interêts dont l'Emolument extraordinaire est dû à rate & proportion d'iceux : Ainsi le Senat a jugé le 9. du mois de Decembre 1624.

CHAPITRE XXXIX.

De l'Emolument du serment en plaid.

L'Emolument du sermēt en plaid n'est adjugé selon la demande, mais selon la moderatiō qui en est faite par le Juge : Et ainsi a été jugé par le Senat le 11. Septembre 1646. par forme de Reglemēt general ; que s'il y a deboutement du serment en plaid, l'Emolument est dû à rate de la somme pour laquelle il avoit été demandé, & neanmoins le Senat peut moderer l'Emolument, ainsi que par Arrét entre la Dame Benigne Decite, femme du Sieur Daranthon.

CHAPITRE XL.

Des apellations des executions pour les dépens.

ON a dit cy-devant, qu'on devoit autant d'Emolumens qu'il y avoit d'apellations interjetées entre les mêmes Parties, & pour la même chose, comme étant des instances nouvelles pour la même raison, les apellans des executions faites pour des dépens taxez, étant nouvelles instances, quoi qu'entre les mêmes Parties, doivent l'Emolument à rate des sommes, & si ce sur quoi on a executé est de moindre valeur que les dépens adjugez, l'Emolument n'est dû qu'à rate de la chose sur laquelle on a exècuté, & n'y ayant apel que de quelques articles croisez, est seulement dû l'Emolument d'iceux.

Et au regard des apellations des taxes *indistinctè*, n'est instance nouvelle, étant procedé au jugement d'icelle, sans aucune formalité avec le même Procureur, avec lequel la taxe a été faite, étant l'apellant non recevable, faute d'avoir croisé à la forme du Stil & Reglement, par le moyen desquelles fins de non recevoir, le Senat ne prononçant en aucune façon au principal ; mais seulement sur les fins de non recevoir, il n'est dû que l'Emolument ordinaire de 15. sols, n'ayant été connu s'il avoit été bien taxé ou non : Ainsi le Senat a jugé le 21. Novembre 1614.

CHAPITRE XLI.

L'Apellation de l'Ordonnance en oignant de contredire la liquidation ne porte Emolument.

De même l'apellation des Ordonnances par lesquelles les liquidations sont declarées autentiques & lettres executoires laxées, faute de les avoir contredit, pour lequel jugement n'est dû que l'Emolument ordinaire de 15. sols, pourvû que la cause d'apel n'ait été contestée que sur la simple formalité ; car si en la formalité aprés la production faite de la liquidation, fournissant contredit ou avance, que quelque partie soit sommé y doit être ajoûtée ou detraite, l'Emolument est dû à rate de toutes les choses contestées tant seulement, suivant l'adjudication ou deboutement, & non des autres sommes portées par la liquidation, pour n'en avoir été question, & partant il n'est dû aucun Emolument que pour ce qui a été contesté, & sur quoi le jugement a été rendu, à cause de la contestation : Et ainsi a été jugé le 11. Avril 1650.

CHAPITRE XLII.

Quel Emolument on doit d'une Transaction.

La cause ayant été plaidée en Audience, si le Senat ordonne aux Parties de produire & remettre pour juger au premier jour par le Registre, le procez est tenu pour ouvert, & jugé de telle sorte que si pendant le tems les Parties s'accordent & transigent, l'Emolument sera dû tout de même que lors & quand les piéces & procez est ouvert sur le Bureau, la cause ayant été apointée à produire & remettre ; auquel cas il n'y a point de doute que l'Emolument ne soit dû, si on a transigé avant que l'Arrêt soit rendu, à sçavoir, pour la moitié de la somme demandé, si bien il n'y a point de jugement, sinon que l'on voit par les plaidoiries que le procés étoit en tel état qu'on ne pouvoit donner aucun jugement soit difinitif, soit provisionnel. Toutesfois il ne s'ensuit pas que dés que la cause a été plaidée, elle soit tenuë pour jugée, si on n'a pas transigé;car s'il arrive un autre Greffier avant qu'elle soit jugée l'Emolument sera dû à celui qui est arrivé aprés, lorsque le jugement a été prononcé, non pas à celui qui étoit du tems qu'elle a été plaidée, & en aprés elle sera tenuë pour jugée,si elle a été decidée par transaction,se sera autre chose,si le Senat apointe le procez à corriger; car dés que le Senat a donné la liberté d'ajoûter, & corriger leurs demandes, le procez ne peut être tenu pour jugé: Et ainsi le Senat a prononcé pour le Sieur de Blonney, contre le Greffier Tomassin, au mois de Decembre 1595.

CHAPITRE XLIII.

Taxe & reglement des Emolumens sur les homologations des transactions, accords & amiables compositions.

LE Senat sur la remontrance du Seigneur Procureur General,par Arrêt du 16.May 1579.a ordõné en premier lieu que tous Archevêques, Evêques, Abbez, Prevots des Eglises Cathedrales,Marquis,Comtes,& Vicõtes payeront l'Emolument des homologations des transactions, arbitrages, accords, tant par devant le Senat qu'autres Juges,à sçavoir pour le Scel,registre,écriture, signature, quatre écus d'or pistolets, lesquels actes les Greffiers expedieront, sans espoir d'autre Emolument.

Semblablement tous Prieurs, Chapitres, Barons, Bannerets & Communautez, payeront pour les Emolumens, trois écus d'or semblables.

De même tous Doyens, Archidiacres, & autres, ayant dignité,& Prelature en l'Eglise,Gentils-hommes n'ayant Jurisdiction, Citoyens & Bourgeois de bon pouvoir,& faculté, deux écus d'or,les autres de moyenne facultez, un écu, & finalement les mediocres, demi écu d'or.

Declarant neanmoins le Senat,que sous le present Reglement, ne seront compris les transactions,arbitrages, accords, & amiables compositions, qui seront passées, & prononcées des procez ouverts, ou vûs, ou visitez par le Senat pour juger les homologations, desquels actes seront Emolumentez, de même que s'il y avoit Arrêt, Sentence ou jugement prononcé.

Il en est de même par devant les Juges Mages, & autres inferieurs qu'au Senat; mais il faut qu'il y aye commination de remettre les pieces par devant le Juge, & qu'il en aparoisse, pour obvier aux abus qui se pourroient commettre en sẽblable rencontre; d'autant que les Greffiers, ayant notice de l'acord, ils pourroient à même instant porter les pieces au Juge, & prendre l'Emolument, sous pretexte que le Juge avoit été saisi des pieces, tellement que si bien il y a Ordõnance de remission de pieces s'il n'y a aucune commination, il n'est dû aucun Emolument si les Parties transigent & s'acordent ensemblement.

CHAPITRE XLIV.

Quel Emolument doit la prestation de reconnoissance.

SI le Seigneur a fait apeller son Feüdataire pour la prestation de reconnoissance & que le Juge l'aye condamné à ce faire, l'Emolument ordinaire sera dû seulement de tel jugement, que si avec cela il a conclu au payement des laods, servis & arrerages d'iceux, l'Emolument extraordinaire est dû à rate des choses demandées, sans en pouvoir pretendre aucun pour les servis à l'avenir; mais seulement pour les échûs, à la forme de l'Edit: Ainsi jugé le 30. Mars 1613.

CHAPITRE XLV.

Quel Emolument doit l'infraction de Sauve-garde & oposition sur icelle.

L'Emolument extraordinaire n'est dû de l'oposition formée sur des Lettres de Sauve-garde, moins du jugement prononcé sur l'infraction d'icelle, parce que les Lettres de Sauve-garde conservent la possession à celui à qui elle apartient. Que si les Parties contestent ensuite de telle oposition au merite du peritoire, alors l'Emolument est dû à rate de la chose contestée: Ainsi a été jugé le 1. Septembre 1610.

CHAPITRE XLVI.

Quel Emolument est dû pour l'enregistrement d'une deliberation faite en la Maison de Ville.

IL n'est dû que l'Emolument ordinaire, de l'homologation & enregistrement aux Archives du Senat, d'une déliberation faite en la Maison de Ville : Ainsi qu'a été jugé par le Senat, pour les Syndics de S. Jean de Maurienne, contre les Greffiers du Senat, qui demandoient pour telle homologation & enregistrement, à rate & proportion du taux ordonné pour l'enregistrement des transactions.

CHAPITRE XLVII.

Taux & Reglement sur les Emolumens des dispensation des serment, & autres que les Greffiers de l'Officialité expédient.

LE Senat par Arrêt du 20. Juin 1664. a ordonné que les Diocesains de ce Ressort seroient exemts de donner reglement sur le fait des taxes de toutes licences & dispensations, étant enjoint au Procureur General d'en faire les poursuites ; & cependant par provision a ordonné & ordonne que toutes les dispensations qui se feront jusqu'à ce que les Seigneurs Diocesains y ayent donné reglement, seront expediées aux Parties requerantes, moyenant 15. sols chacune pour toutes choses ; faisant inhibitions & défences tant à l'Oficial, Greffiers des autres Officialitez de ce Ressort, de rien exiger d'avantage jusqu'autrement soit ordonné.

CHAPITRE XLVIII.

Les Emolumens du Scel & signature des Actes, Apointemens & Arrêts qui ne seront promtement scellez, ne lairont d'être exigez par les Greffiers.

LE Senat par Arrêt du 20. Novembre 1559. faisant droit sur la Remontrance du Procureur General, a ordonné par maniere de provision, que les deniers des

Emolumens du ſcel des Actes, apointemens & Arrêts, ne ſeront expediez aux Greffiers de Ceans, tant Civils que Criminels qui ne ſeront promptement ſcellez, ſeront reçûs & exigez, avec l'Emolument de l'écriture & ſignature, & par même moyen par les Secretaires Civils & Criminels de Ceans, leſquels en rendront compte du *reliqua* au profit de ſon Alteſſe Royale.

CHAPITRE XLIX.

Injonction aux Procureurs d'avertir leurs Parties dans le mois, afin de payer les Emolumens.

LE Senat faiſant droit ſur les Concluſions du Procureur General, enſuite des Arrêts ja pour ce regard rendus, a dit qu'il eſt ordonné & enjoint à tous Procureurs de Ceans qui obtiendront Arrêts pour leurs Parties, de les avertir dans le mois, tant celles au profit deſquelles les Arrêts auront été rendus, comme auſſi celles qui ſe trouveront condamnées, de venir retirer leurs Arrêts, & payer les Emolumens dûs pour raiſon d'iceux, dans le mois aprés preciſement; & à faute de ce, auſſi deux mois paſſez, ſeront les debiteurs contraints au payemens des Emolumens, labeurs d'iceux, & tenus aux dommages, interêts, les interêts liquidez au cinq pour cent, avec commiſſion & pouvoir aux Huiſſiers, ou Sergens Ducaux par leſquels les Arrêts ſeront mandez executer les Parties virilement & d'éfet, pour les ſommes dont l'Arrêt ſera émolumenté au pied d'iceux, auſquels Huiſſiers ſera fait taxe de dix florins par jour, à cheval, & de ſix florins à pié. Et ce par maniere de proviſion & reparties, les vacations ſur les Particuliers qu'ils auront executez le jour, ſans y commettre abus à leur execution, à peine de punition corporelle & exemplaire, deſquelles executions, avec ſpecification des noms des executez, ſeront dreſſez procez verbaux par les Huiſſiers du lendemain d'icelles, qu'ils remettront aux Greffiers qui les payeront tant de leur dépense que vacations, sauf aux Greffiers de les repeter contre les executez, demeurants les Greffiers responsables des abus & malversations pour les dommages, interêts des Parties mal executées : Et en outre a fait inhibitions & défenses aux Procureurs du Demandeur, de requerir aucune communication d'Arrêts, soit plaidans pardevant les Seigneurs de Ceans, ou autre; mais prendre par les mains des Greffiers, aux fins qu'ils ne soient frustrez par la communication de leurs droits, & sufira pour ne retarder la formalité des procez, faire lecture des Arrêts par devant les Sieurs Commissaires, le tout sans retardation du payement des deniers de la Ferme des Greffiers : Prononcé au Senat en Audiance le 8. Septembre 1616.

CHAPITRE L.

Si ceux qui sont exemts de payer les Emolumens les pourront repeter des Condamnez, encore qu'ils n'ayent payez.

AU procés de Noble Jean Albert, Seigneur de la Fontaine, Conseiller de S.A.R. Maître Auditeur en la Chambre des Comptes, contre le Sieur Langeois, défendeur; disant le Sieur de la Fontaine être privilegié & exemt de payer les Emolumens, vû qu'en n'ayant rien payé il n'en pouvoit rien pretendre, & qu'en ce cas il devoit joüir du même privilege, suivant ce qui est dit *in l. fin. C. de fruct. & lit. expensis.* Surquoi par Arrêt du 22. May 1590. il fut dit que les dépens adjugez tant és Seigneurs du Senat, Chambre des Comptes, que autres privilegiez, ne seront repetez par eux, des Condamnez, sinon que ce soit du consentement des Greffiers esquels les Emolumens apartiennent, selon la capitulation de la Chambre des Comptes, qu'il pourront repeter les Emolumens des Condamnez, demeurant neanmoins les Sieurs Presidens, Senateurs & autres privilegiez exemts de payement, tant en défendans qu'en demandant, soit qu'ils obtiennent, ou qu'ils succombent.

CHAPITRE LI.

Quand les Senateurs & Maître des Comptes sont exempts de payer l'Emolument.

LE Senat, les Chambres assemblées, par Arrêt du 2. Septembre 1621. par forme de Reglement general, entre le Sieur Ballin, & le Sieur Auditeur en la Souveraine Chambre des Comptes de Savoye, Brun, a ordonné que les personnes plaidantes contre les Seigneurs du Senat, & autres privilegiez du payement des Emolumés, & qui auront obtenu cõtre eux des adjudications avec dépens, payeront aux Greffiers tant du Baillage que du Senat les Emolumens qui seront par eux dûs, cõme obtenans, sans se pouvoir excuser de les payer, sous pretexte qu'ils ont contesté contre une personne privilegiée, sauf aux Obtenans de les pouvoir repeter contre les Condamnez, quoique privilegiez & de les coucher dans la parcelle des dépens, dans laquelle le Senat a declaré les Emolumens devoir venir en taxe, pour n'être tels Emolumens compris dans le privilege accordé.

CHAPITRE LII.

Les Veuves & enfans de Senateurs ne sont exempts de payer l'Emolument.

SI bien les Senateurs & Maîtres des Comptes sont exempts de payer les Emolumens, toutesfois telle exemption ne passe à leurs enfans & femmes, d'autant qu'elle n'est pas attachée à leur Charge & Office, & par ainsi elle n'est transmissible; mais seulement telle exemption leur est acquise en vertu de la stipulation & contract passé avec les Greffiers, au moyen duquel ils s'exemtent de payer les Emolumens; *D. Fab. def.* 21. *&* 23. *C. de nobilitate & dignitate.*

CHAPITRE LIII.

Comment on doit faire si celui qui plaide n'a dequoi payer les Emolumens.

SI bien on ne doit pas commander aux Greffiers & Actuaires d'expedier les Actes & Procez sans payer, toutesfois il arrive des cas où il faut faire, à sçavoir, si celui qui plaide est tellemét pauvre qu'il ne pût avoir de l'argent pour retirer son procez; car il ne faut pas qu'il perde son droit à cause de sa pauvreté, & faudra qu'il s'oblige au Greffier de les payer des premiers deniers qu'il recevra de l'adjudication qu'il obtiendra, avec obligation de sa personne & biens: Et ainsi le Senat a jugé pour Bernarde Favier, contre Jean Ballet, le 9. May 1593. & par un autre Arrêt du 20. May 1615. pour le Sieur Comte de la Forest, contre les Greffiers du Senat.

CHAPITRE LIV.

On ne doit aucun Emolument avant la liquidation.

ON ne doit aucun Emolument avant que la liquidation aye été faite, comme étant une part & portion de ce qui vient en taxe & parcelle, laquelle liquidation se doit faire à forme de nos Statuts, ou par estimation de fonds sur lesquels on a executé, ou par l'assertion de celui qui a obtenu; que si l'un ni l'autre ne procede, & que celui à qui on demande les Emolumens s'oblige volontairement, on ne pourra pas dire que l'obligation est nulle, comme faite sans cause pour chose induë, lui-même ayant fait telle estimation: que s'il y a lezion énorme de telle sorte qu'on voit que l'on s'est obligé plus qu'on ne doit, on pourra obtenir des Lettres Ducaux pour en être relevé, toutesfois on adjugera au Demandeur la somme portée par l'obligation, par maniere de provision, s'il la demande: Et ainsi le Senat a jugé entre Bernard d'Aquin & les sieurs Freres Bay, en l'an 1593. au mois d'Aoust.

CHAPITRE LV.

De l'Emolument payé plus qu'il n'étoit dû par une taxe conventionnelle.

MAis si on a payé plus d'Emolument qu'on ne devoit, on le pourra repeter comme n'étant dû, d'autant que celui qui a payé est plus dificilement relevé que celui qui s'eſt obligé ; toutesfois comme la taxe des Emolumens eſt certaine, il ſemble que ce qu'on a payé au ſurplus ne ſoit pas dû, ſinon qu'on veüille dire que la liquidation eſt dificile & incertaine, ſi l'execution du jugé l'eſt. C'eſt pourquoi ſi ce qui eſt incertain a été en une ſomme certaine qui pourra être moindre, ou plus grande, il n'y aura aucune reſtitution, ni repetition: Et ainſi le Senat a jugé en la même cauſe, & entre les mémes Parties.

CHAPITRE LVI.

Le Privilege que les Senateurs & Maîtres des Comptes ont de ne payer les Emolumens, ne leur profite pour une choſe jugée contre les autres, ny auſſi aux autres.

LE Privilege qui a été acordé aux Senateurs, & Maîtres des Comptes de payer aucun Emolument des procez où ils ſeront condamnez, ne profitera aux autres qui ont été condamnez par le même Arrêt, ou autre jugement, ſi bien ils peuvent avoir leurs recours contre les Senateurs ou autres; & partant il s'enſuit qu'ils doivent payer ce qui ſera dû pour leur chef, & ce de quoi ils pourront avoir leurs recours: Ainſi le Senat a jugé au mois d'Avril 1597. pour Noble Dominique Size, contre Noble Henry Bay, Preſident en Chambre.

CHAPITRE LVII.

Le Greffier ne pourra demander l'Emolument dû par une Partie, à l'autre.

LE 7. Fevrier 1629. il a été jugé au Senat, par forme de Reglement, que le Greffier ne peut demander à l'une des Parties l'Emolument dû par l'autre ; mais ſeulement à chacun ſa part, ſinon lorſque l'une eſt condamnée aux dépens, où à l'entier Emolument, auquel cas ils peuvent contraindre la Partie ainſi condamnée, au payement de l'Emolument dû tant par l'Obtenant que Condamné ; mais jamais l'Obtenant au payement de la part du Condamné ; mais ſeulement de la ſienne.

Et par autre Arrêt du 23. Aoust 1643. & 21. Mars 1626. il a été jugé par forme de Reglement, qu'encor qu'une des Parties fût condamnée aux dépens, ou à l'entier Emolument, cela ne leve pas le pouvoir au Greffier d'exiger de l'Obtenant, sauf à lui son recours pour son remboursement contre le Condamné, encore que les Greffiers puissent ensuite de l'adjudication, prendre le tout contre le Condamné, si bon lui semble.

CHAPITRE LVIII.

Si les debiteurs des Emolumens peuvent être reçûs à la cession vile & miserable.

LEs debiteurs des Emolumens ne peuvent être reçûs à la cession vile & miserable de leurs biens, d'autant que c'est un dette Fiscal qui ne reçoit aucunes cessions; mais il faut payer si on veut sortir de prison: Et ainsi a été jugé par Arrêt rendu à la visite des prisonniers le 13. Septembre 1660.

CHAPITRE LIX.

De l'adjudication des dépens à prendre sur les fonds.

QUe si dans l'Arrêt ou Sentence les dépens adjugez à l'une des Parties, ou à toutes, â prendre sur les biens, le Greffier pourra prendre de chacune des Parties l'Emolument qui le regarde respectivement, ou de celui à qui l'adjudication a été faite du fonds, tous les Emolumens, comme étans les fonds chargez du payement d'iceux; ainsi que par Arrêt rendu entre Maître Convers, & Maugendre, Greffiers au Baillage de Savoye, & Maître Chassande Clerc Juré du Senat.

CHAPITRE LX.

Quand l'Oposant doit l'Emolument.

LE 23. Fevrier 1650. par forme de Reglement general, le Senat a jugé n'être dûs aucuns Emolumens quand un possesseur s'est rendu oposant pour les sommes pour lesquelles il s'étoit oposé; mais eu égard aux sommes pour lesquelles l'execution étoit faite de la part du Demandeur, quoique le possesseur aye été debouté de son oposition.

CHAPITRE LXI.

Quel Emolument doit l'homologation & insinuation des Bulles des Benefices qui sont du Patronage du Prince.

TOutes Bulles des Benefices qui sont du Patronage du Prince, sont enregistrées au Senat, qui permet leur fulmination par Arrêt, lors qu'il est juste sous l'Emolument de 15. sols seulement, les autres n'étant enregistrées; mais leur fulmination permise par Decret: Et ainsi a été jugé par le Senat le 12. Janvier 1669. par Arrêt servant de Reglement. Quant aux Benefices n'ayans Dignité, on n'enregistre point les Bulles: Et ainsi a été jugé pour Messire Bedat & Messire Gaillard, au raport du Seigneur Conseiller & Senateur De-Ville.

CHAPITRE LXII.

Les Emolumens dûs & liquidez pour autres procez, ne peuvent donner droit de retention aux Greffiers pour un procez dont on demande l'expedition.

LE Senat par Arrêt servãt de Reglement, ainsi que sus a été dit, a ordonné que les Greffiers expedieront au Sieur Comte de la Forest le procez demandé, en payant les Emolumens dudit procez tels qu'ils seront dûs; ensemble les autres Emolumens liquidez, en donnant par le Sieur Comte bonne & sufisante caution, de payer aux Greffiers les Emolumens des autres procez ausquels il se trouvera tenu selon la liquidation qu'on en fera.

Il faut remarquer, ainsi que dit Monsieur le Senateur De-Ville, lors qu'il parle des Emolumens, des Enregistremens de Lettres de grace, Donations, Emancipations, Tutelles & Curatelles, se prennent par les Greffiers à la forme de la taxe sus-écrite de l'insinuation des transactions, selon la condition & richesse des personnes, ainsi qu'est écrit au Chapitre du vieux Statut, ch. 7. 8. 9. 10. & 11.

FIN.

Des Emolumens

Taxe

Des Emolumens des Arrêts, et Seulles sentences Definitives

Pour

10. fl.	0 : 9.
20	1 . 6
30	1 : 10 : 6
40	2 : 3 : 0
50	2 : 7 . 6
60	3 : 0 : 0
70	3 : 3 : 6
80	3 : 9 : 0
90	4 : 1 : 0
100	4 : 6 : 0

Et dès cent en Sus pour chaque 20. jusqu'au nombre infini augmente de Six Sols

120	5 : 0 : 0

140	£5 · 6 · 0
160	6 : 0 : 0
180	6 : 9 : 0
200	7 : 0 : 0
220	7 : 6 : 0
240	8 : 0 : 0
260	8 : 6 : 0
280	9 : 0 : 0
300	9 : 6 : 0
320	10 : 0 : 0
340	10 : 6 : 0
360	11 : 0 : 0
380	11 : 6 : 0
400	12 : 0 : 0
420	12 : 6 : 0
440	13 : 0 : 0
460	13 : 6 : 0
480	14 : 0 : 0
500	14 : 6 : 0
520	15 : 0 : 0
540	15 : 6 : 0
560	16 : 0 : 0
580	16 : 6 : 0
600	17 : 0 : 0

620 - - - 17 : 6 : 0

640 - - - 18 : 0 : 0

660 - - - 18 : 6 : 0

680 - - - 19 : 0 : 0

700 - - - 19 : 6 : 0

720 - - - 20 : 0 : 0

740 - - - 20 : 6 : 0

760 - - - 21 : 0 : 0

780 - - - 21 : 6 : 0

800 - - - 22 : 0 : 0

820 - - - 22 : 6 : 0

840 - - - 23 : 0 : 0

860 - - - 23 : 6 : 0

880 - - - 24 : 0 : 0

900 - - - 24 : 6 : 0

920 - - - 25 : 0 : 0

940 - - - 25 : 6 : 0

960 - - - 26 : 0 : 0

980 - - - 26 : 6 : 0

1000 - - - 27 : 0 : 0

Et ainsi le premier mill arrive a vingt sept florins

1020 - - - 27 : 6 : 0

1040 - - - 28 : 0 : 0
1060 - - - 28 : 6 : 0
1080 - - - 29 : 0 : 0
1100 - - - 29 : 6 : 0
1120 - - - 30 : 0 : 0
1140 - - - 30 : 6 : 0
1160 - - - 31 : 0 : 0
1180 - - - 31 : 6 : 0
1200 - - - 32 : 0 : 0
1220 - - - 32 : 6 : 0
1240 - - - 33 : 0 : 0
1260 - - - 33 : 6 : 0
1280 - - - 34 : 0 : 0
1300 - - - 34 : 6 : 0
1320 - - - 35 : 0 : 0
1340 - - - 35 : 6 : 0
1360 - - - 36 : 0 : 0
1380 - - - 36 : 6 : 0
1400 - - - 37 : 0 : 0
1420 - - - 37 : 6 : 0
1440 - - - 38 : 0 : 0
1460 - - - 38 : 6 : 0
1480 - - - 39 : 0 : 0

1500	39 : 6 : 0
1520	40 : 0 : 0.
1540	40 : 6 : 0
1560	41 : 0 : 0
1580	41 : 6 : 0
1600	42 : 0 : 0
1620	42 : 6 : 0
1640	43 : 0 : 0
1660	43 : 6 : 0
1680	44 : 0 : 0
1700	44 : 6 : 0
1720	45 : 0 : 0
1740	45 : 6 : 0
1760	46 : 0 : 0
1780	46 : 6 : 0
1800	47 : 0 : 0
1820	47 : 6 : 0
1840	48 : 0 : 0
1860	48 : 6 : 0
1880	49 : 0 : 0
1900	49 : 6 : 0
1920	50 : 0 : 0
1940	50 : 6 : 0

1960	51 : 0 : 0
1980	51 : 6 : 0
2000	52 : 0 0

Et ainsi des autres. et pour le premier 100 : quatre flor. 6 sols. et pour les autres deux flor. 6 sols. pour le premier 1000. 27. flor. et pour tous les autres 25. flor.

Et se prend autant pour 11. que pour 19 : pour 21. que pour 29. pour 101. que pour 119 et ainsi des autres : Et ainsi des autres soudain que les dizaines jusqu'à 100, et les vingtaines des 100 en sus, soient entamées.

Et s'agissant de quelques especes il les faut reduire en florins pr. en tirer l'emolument.

Fin

www.ingramcontent.com/pod-product-compliance
Ingram Content Group UK Ltd.
Pitfield, Milton Keynes, MK11 3LW, UK
UKHW021028200726
13857UKWH00004B/1646